ESSAI SUR LE TRAITEMENT

DE

L'ÉPILEPSIE ESSENTIELLE

PAR LIGATURE SIMULTANÉE

DES ARTÈRES VERTÉBRALES

PAR

James GOWING-MIDDLETON

DOCTEUR EN MÉDECINE DE LA FACULTÉ DE PARIS

M. B. — C. M. — M. D. — F. R. C. I. — ETC.

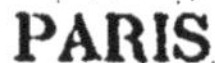

PARIS

OLLIER-HENRY, LIBRAIRE-ÉDITEUR

11, 13, RUE DE L'ÉCOLE-DE-MÉDECINE, 11, 13

—

1892

ESSAI SUR LE TRAITEMEN

DE

L'ÉPILEPSIE ESSENTIELLE

PAR LIGATURE SIMULTANÉE

DES ARTÈRES VERTÉBRALES

PAR

James GOWING-MIDDLETON

DOCTEUR EN MÉDECINE DE LA FACULTÉ DE PARIS

M. B. — C. N. — M. D. — F. R. C. I. — L.

PARIS

OLLIER-HENRY, LIBRAIRE-ÉDITEUR

11, 13, RUE DE L'ÉCOLE-DE-MÉDECINE, 11, 13

—

1892

A MES MAITRES

DE LA FACULTÉ DE MÉDECINE DE TOULOUSE

A Monsieur le Docteur CHALOT,

PROFESSEUR DE CLINIQUE CHIRURGICALE
A LA FACULTÉ DE MÉDECINE DE TOULOUSE

A Monsieur le Docteur RÉMOND (de metz)

PROFESSEUR AGRÉGÉ A LA FACULTÉ DE MÉDECINE
DE TOULOUSE,
CHARGÉ DE COURS DES MALADIES MENTALES

A MON ANCIEN MAITRE

Monsieur le Docteur BROADBENT,

PROFESSEUR DE PATHOLOGIE INTERNE

A ST-MARY'S HOSPITAL, DE LONDRES

ET PRÉSIDENT DU COLLÈGE ROYAL DES MÉDECINS

DE LONDRES

A Monsieur le Docteur HACKE TUKE,

DIRECTEUR GÉNÉRAL MÉDICAL DE L'ASILE DES ALIÉNÉS

DE HANWEL, DE LONDRES

A MON AMI ET DISTINGUÉ COMPATRIOTE

Monsieur le Docteur ASHMORE NOAKES,

DE NICE

A MON AMI ET DISTINGUÉ CONFRÈRE AMÉRICAIN

Monsieur le Docteur THOMAS LINN,

DOCTEUR EN MÉDECINE DE LA FACULTÉ DE PARIS

A NICE

AU CORPS MÉDICAL

DE BAGNÈRES-DE-BIGORRE (HAUTES-PYRÉNÉES)

ESSAI SUR LE TRAITEMENT

DE

L'ÉPILEPSIE ESSENTIELLE

PAR LIGATURE SIMULTANÉE

DES ARTÈRES VERTÉBRALES

INTRODUCTION

En dehors des cas où, une tumeur venant à comprimer l'écorce cérébrale, il se produit de l'épilepsie jacksonnienne, et où le traitement chirurgical s'impose comme une conséquence logique de ce que nous savons sur les localisations, on s'est demandé plusieurs fois si l'on ne pourrait arrêter les attaques d'épilepsie en modifiant les conditions de la circulation cérébrale.

Nous n'avons pas l'intention de narrer en détail tous les cas dans lesquels ce mode de traitement semble avoir réussi. Mais, nous souvenant des travaux d'Alexander, notre compatriote, et ayant récemment eu l'occasion de voir, à Toulouse, une série d'épileptiques améliorés par une opération qui rappelle de très près celle du médecin dont nous venons de parler, nous avons cru pouvoir, comme thèse inaugurale, choisir ce sujet de grande chirurgie, quoique nos études et notre passé aient plutôt tendu à faire de nous un médecin.

Mais avant tout nous désirons solliciter l'indulgence de nos juges, tant pour l'insuffisance des documents que notre vie errante nous a permis de recueillir, que pour le style un peu barbare dans lequel cette thèse est rédigée. Ce n'est pas après douze années de pratique médicale et de voyages par le monde qu'il est facile de mettre sur pieds un mémoire dans une langue qui vous est peu familière. On nous pardonnera peut-être si l'on songe au grand désir que nous avons d'acquérir cet honneur, le titre de Docteur en médecine de la Faculté de Paris.

Monsieur le Professeur Debove a bien voulu accepter la présidence de cette thèse. Nous lui savons un gré infini et nous lui sommes très respectueusement reconnaissant de cette hospitalière protection et de l'insigne honneur qu'il nous a fait. Puisse-t-il ne pas trouver ce modeste travail indigne de sa bienveillance!

Monsieur le Docteur Rémond (de Metz) que

nous avons connu à Toulouse a bien voulu nous aider de ses conseils.

Enfin c'est Monsieur le Professeur Chalot qui a opéré le malade au sujet duquel nous écrivons cette étude. — Qu'il nous soit permis de les remercier ici de ce qu'ils ont pu faire pour nous être utiles.

CHAPITRE I

Les artères vertébrales, branches de la sous-clavière, passent entre les apophyses transverses des 6° et 7° vertèbres cervicales, puis dans le canal creusé à la base des apophyses transverses des vertèbres cervicales jusqu'à l'axis. Elles décrivent alors deux courbes, grossièrement comparables à celles des carotides internes à la partie antérieure du crâne, donnent ensuite les artères cérebelleuses inférieures et postérieures, puis se réunissent pour former le tronc basilaire.

De celui-ci émanent les cérebelleuses antérieures et inférieures, et les cérebelleuse supérieures.

Le tronc basilaire se bifurque de nouveau et fournit les cérebrales postérieures, réunies par les communiquantes postérieures avec le système carotidien.

Le cervelet donc, et la partie antérieure des circonvolutions temporo-occipitales, le coin, les lobules lingual et fusiforme, le lobe occipital tout entier reçoivent surtout le sang qui provient des artères vertébrables. Il en est de même du plancher du quatrième ventricule et de tout le bulbe.

En résumé, et d'une façon plus schématique, on peut dire que tout le cerveau *localisé*, tout le cerveau de l'épilepsie jacksonnienne est placé en dehors du domaine d'irrigation des artères qui nous occupent. Celles-ci tiennent en revanche sous leur dépendance ce que l'on est convenu d'appeler le cerveau muet, tout l'ensemble des circonvolutions vers lesquelles rayonne le faisceau récurrent des fibres sensitives de Menyert.

D'autre part un certain nombre d'expériences, déjà anciennes et que nous n'invoquons que pour nous permettre de justifier l'intervention qui nous intéresse, montrent que souvent l'épilepsie est liée à une congestion des centres. Le trépan a fait disparaître les attaques dans des cas d'obstacle à la circulation veineuse et de pression sanguine exagérée. Les phénomènes morbides des individus atteints de lésions des valvules aortiques ne ressemblent au contraire pas à de l'épilepsie, on note beaucoup plus souvent de la torpeur ou des altérations psychiques simples.

D'ailleurs la théorie de l'épilepsie par anémie cérébrale, qui est ancienne, et qui se base surtout sur ce que la ligature des carotides détermine des convulsions chez les animaux qui la subissent, a été fortement combattue. *Magnan* (1872) *Vulpian* (1885) sont les principaux auteurs qui l'aient mise en doute, et *Magnan* fait même remarquer que la pâleur du visage au début de l'attaque n'est pas du tout une conséquence nécessaire de l'anémie cérébrale. Nous ne disons que des choses connues en rappelant que *Pichon*, qui a examiné le fond de l'œil des épileptiques pendant l'attaque a trouvé les petits vaisseaux de la rétine dilatés et dans un tel état, d'après *Magnan* qu'il semblerait que le sang y est poussé directement avec un piston. Enfin l'essence d'absinthe détermine des attaques. Si on en donne une quantité suffisante à un animal dont on peut examiner le cerveau, on voit les vaisseaux se remplir de sang au moment où l'attaque va avoir lieu; c'est là un point d'expérience très important pour notre thèse.

On nous objectera cependant toute la série d'expériences que *Mosso* a faites sur des individus dont le cerveau était à découvert, les variations considérables dans l'intensité de la circulation qu'il a ainsi notées, et l'absence d'épilepsie à la suite des quintes si congestionnantes de la coqueluche.

Une autre théorie, celle de l'exagération de la capacité d'être excité et de la faculté de réagir du bulbe, vient aussi justifier dans une certaine mesure l'intervention dont nous aurons à parler tout à l'heure et que nous désirons légitimer et expliquer dans cette étude. Il est bien certain que là, au bulbe, se trouvent réunis tous les filets nerveux qui commandent les mouvements. Lorsqu'une tumeur, un morceau d'os, vient irriter une circonvolution dans le cerveau antérieur, les fibres qui proviennent de ce point transmettent au muscle une excitation qui se traduit par une convulsion. Cette convulsion sera isolée dans certains cas. C'est sur son siège que le chirurgien se basera pour appliquer la couronne de trépan. Mais chez d'autres malades, ces fibres irritées, en traversant le bulbe, détermineront une irritation d'abord de leurs voisines, et les convulsions se limiteront à un membre, à un côté du corps, puis de toutes les fibres de ce bulbe et la convulsion sera alors généralisée. Entre le premier cas et le dernier, il n'y a pourtant pas une différence sensible au point de vue de la cause, seulement les fibres du bulbe sont plus facilement excitables ; c'est ce qui, croyons-nous, explique la généralisation.

Cette convulsion d'un segment de membre, cette *aura* motrice de l'épilepsie symptomatique décrite par notre illustre compatriote est quelque chose de tout-à-fait analogue à ce qui se passe ailleurs dans le domaine de la sensibilité. Les douleurs prémonitoires que l'épileptique ressent sur un membre, ce trouble de quelques fibres de la sensibilité peut être un trouble isolé, mais chez certains individus, plus sensibles que d'autres, un petit nombre de ces fibres, qui comme toutes passent au bulbe, ne peuvent pas rester isolément irritées. Leur irritation se transmet à toutes leurs voisines et les convulsions épileptiques éclatent ici encore une fois parce que le bulbe est trop facilement excitable.

Si cette explication semble hardie pour ce qui est de l'aura, on nous accordera au moins qu'elle n'a rien d'excessif dans ces attaques d'épilepsie qui sont liées à la présence de vers dans le tube digestif. Ici l'irritation du nerf sensitif est facile à saisir : on peut la supprimer et guérir ainsi le malade. D'autre part on sait que l'on peut, quelquefois au moins, arrêter l'attaque, et quelquefois même supprimer l'épilepsie en

2

empêchant l'aura de se produire. (*Lysom. Seireking. On epilepsy — 1858. p. 197.*)

C'est donc l'irritabilité du bulbe qui semble dans ces conditions être la principale cause de la forme de l'attaque. Cette attaque s'accompagne d'ailleurs de congestion; enfin elle semble avoir son point de départ ou même son siège sur des cordons nerveux qui viennent se terminer dans un champ de cellules dont les éléments nourriciers sont presque exclusivement fournis par les artères vertébrales.

Telles sont les propositions que nous désirons voir admises avec nous, nous en avons besoin pour ce que nous allons dire et nous tâcherons de les justifier un peu plus, quand nous aurons parlé maintenant du traitement de l'épilepsie qui nous occupe.

CHAPITRE II

L'idée de traiter l'épilepsie par la fermeture complète ou non d'un ou de plusieurs des vaisseaux qui se rendent à l'encéphale, sans être récente, n'est pas bien vieille.

Il semblerait que c'est un de nos compatriotes qui en ait le premier eu l'idée. En effet Alexander a publié l'un des premiers, sinon le premier, des observations dans lesquelles il s'agissait de malades traités par la ligature des vertébrales.

Dans son premier mémoire paru en Novembre 1881, dans le Médical Times, il rapporte l'histoire de trois malades dont deux avaient été sérieusement améliorés par la ligature soit de la carotide, soit des vertébrales.

Mais avant de nous occuper de ces ligatures, nous voudrions nous arrêter quelques instants à un autre procédé connu et qui semble avoir donné quelques résultats entre les mains de divers opérateurs. Ces résultats justifient déjà par eux-mêmes l'intervention chirurgicale qui nous occupe.

On sait qu'à côté de l'épilepsie vraie, dite essentielle parce que la cause nous en échappe, on peut sans commettre d'hérésie, considérer comme des phénomènes d'épilepsie toxique, les convulsions des urémiques et des femmes en couches, l'éclampsie.

Cette idée, que justifient encore les travaux de Mairet, et qui ferait rentrer les intoxications de l'individu par lui-même dans les causes de l'épilepsie, ne doit pas nous arrêter. Mais ce que nous devons retenir c'est que, précisément pour arrêter les convulsions éclamptiques, Parry avait déjà employé la compression des carotides. Pritchard reprit cette méthode et proposa de comprimer les artères pendant l'aura. Il semblerait qu'il a obtenu quelques résultats.

Une autre méthode est celle de Guido Borelli et Polizetti. Ces auteurs mettent le pouce et l'index de la main au niveau de la tempe en embrassant ainsi le front tandis que le pouce de la main droite s'enfonce au-dessous du tubercule de l'os occipital. Le but de cette manœuvre était tout spécialement de modifier les conditions de la circulation du bulbe sans qu'il soit bien facile de comprendre comment cette modification pouvait se produire. Ce qu'il y a de certain, c'est qu'à part les deux inventeurs, cette méthode n'a jamais pu être utilisée par personne avec quelque succès. Elle ne nous intéresse donc qu'à un point de vue purement historique.

Alexander (The Treatment of Epilepsy, 1889, p. 20,) semble avoir mieux réussi que Borelli et Polizetti par la compression simple de la carotide. Un malade avait au niveau du maxillaire supérieur droit des accès extrêmement douloureux. Les douleurs étaient accompagnées de mouvements convulsifs et toniques dans les muscles de la bouche et ceux des yeux. Chaque fois que l'on effleurait seulement la lèvre supérieure du côté droit on provoquait un nouvel accès.

En comprimant la carotide du côté droit on faisait, pendant tout le temps que durait la compression, disparaître entièrement les accès et bien plus, on pouvait lors de cette compression pincer, piquer ou irriter de la façon la plus énergique le côté de la lèvre supérieure, si sensible d'habitude, sans parvenir à provoquer le moindre phénomène convulsif.

Il ne s'agit pas d'une compression passagère dans le procédé thérapeutique dont nous nous occupons, mais nous avons cru très intéressant de rappeler dans une courte analyse les faits dont nous venons de parler : Le dernier notamment, dans lequel on voit une suppression momentanée de la circulation être la cause d'un arrêt des attaques, justifie pleinement et permet de comprendre l'emploi de la suppression de la circulation comme moyen curatif.

Nous avons déjà dit qu'Alexander était le premier qui eut appliqué, du moins d'après les renseignements que nous avons pu recueuillir, la ligature des artères cervicales à la guérison de l'épilepsie. Pourtant il semble qu'avant lui Jackson en ait eu au moins l'idée, s'il n'a pas le premier exécuté cette opération.

En Mars 1882, dans le Médical Times, Alexander rapporte 5 observations dans lesquelles la ligature des vertébrales a eu lieu, soit sur un seul de ces vaisseaux, soit sur les deux. Ces malades sont guéris. A ce moment là 10 autres étaient encore en traitement.

D'une façon générale l'intelligence semblait améliorée chez tous ces individus. On aurait, il est vrai pu invoquer la suggestion pour expliquer cette amélioration intellectuelle et on aurait pu se demander si l'émotion produite par l'appareil d'une opération sanglante, si l'espoir d'une guérison prochaine, n'étaient pas les causes réelles de l'accalmie que l'on constatait. Alexander a prévu cette objection et il la combat avec vigueur, il la repousse comme n'ayant pas d'importance. Les malades en effet sur lesquels il a essayé ce mode d'intervention étaient pour la plupart en état de démence épileptique, ou en état de mal. Par conséquent ils ne pouvaient en aucune façon se rendre compte de ce qui se passait.

Dans le numéro de Juillet 1882, du Brain il a réédité l'histoire de ses malades qui s'élevaient alors au nombre de 21. Parmi ces vingt-et-un, une femme était morte de septicémie. Mais cette malade n'avait pas cessé de délirer après comme avant l'intervention chirurgicale, et il avait été matériellement impossible de lui faire conserver le pansement qu'on lui avait mis. Parmi les autres, trois étaient guéris depuis un an, neuf depuis un peu moins de temps. Huit autres étaient améliorés ou en voie d'amélioration.

Spanton (1) a repris les idées d'Alexander et a opéré à son tour un certain nombre d'épileptiques, par la ligature des vertébrales sans ob-

---

(1) Brit. med. Journ, Oct. 1883.

tenir autre chose lui non plus que des séries de demi succès.

Hallager (1) a fait à son tour à l'asile de Viborg une opération qu'il n'a publiée que longtemps après, et qui est intéressante parce que, comme elle fut suivie d'autopsie deux ans après l'intervention, elle permet de se rendre compte des modifications apportées par la ligature. Son malade fut certainement modifié par l'opération qu'il eût à subir, mais cependant il ne fut pas guéri. Il dut, comme plusieurs des malades opérés par Alexander, rester longtemps soumis à la médication bromurée et l'on ne put jamais même supprimer complètement ce médicament.

Plus près de nous encore, l'opération qui nous occupe fut reprise par différents auteurs. Sans entrer dans des détails qui seraient forcément fastidieux, nous désirons cependant rappeler encore la série de quatre cas dont Boracz (2) de Lemberg publia les résultats en 1889.

Chez quatre épileptiques, il fit l'opération de la ligature des vertébrales d'après les procédés de Jackson et d'Alexander. Dans le premier cas,

---

(1) Hallager. Hosp. Tid. B. 3, B. 4, p. 669. 1887.
(2) Wien. Med. Wchnschrft XXXIX 7, 9. 1889.

Il s'agissait d'un malade âgé de 22 ans, qui, depuis 6 mois que la ligature avait été faite, n'avait pas eu d'attaques. Dans les 2° et 3° cas de cette série, la guérison n'avait pas été aussi complète, ni aussi sérieuse, et si les attaques avaient considérablement diminué de fréquence, si l'état de mal avait presque totalement disparu et si les intervalles de lucidité et de santé avaient augmenté dans des proportions considérables, il fallait néanmoins ne considérer les résultats obtenus que comme de simples améliorations. L'auteur admet que cette amélioration est due à la diminution de l'afflux de sang aux foyers de l'attaque : le pont de Varole et la moelle allongée. Il faut lui objecter que, comme d'après lui-même la circulation se rétablit, on est obligé de n'admettre qu'une très faible partie de son hypothèse. Dans une autre partie de son travail, il suppose que l'amélioration est due à ce que le sympathique, satellite constant de l'artère liée, est lui-même comprimé ou au moins fortement intéressé lors de l'opération. Dans tous les cas, on constate des manifestations très nettes dans le domaine du sympathique : rétrécissement de la pupille, ptosis, etc. Ce dernier phénomène n'a pas grande importance lorsque la ligature est bilatérale, la déformation se produisant de chaque côté avec la même intensité. Nous retrouverons d'ailleurs ces effets lorsque nous parlerons du cas qui nous est personnel.

Au moment où Boracz écrivait son mémoire, il y avait 45 opérations de ligature des vertébrales connues dans la science. Huit cas étaient guéris et ne semblaient plus devoir jamais être atteints. Onze malades étaient considérablement améliorés. L'insuccès thérapeutique était évident dans 19 cas; enfin les suites étaient inconnues dans 7 cas. Nous avons déjà dit que l'insuccès opératoire était chose exceptionnelle.

Telle était l'état de la science lorsque nous entendîmes parler d'une tentative analogue faite avec succès par M. le Docteur Chalot, professeur de clinique chirurgicale à Toulouse, et que ses anciens travaux, comme professeur de médecine opératoire à la Faculté de Montpellier, semblaient tout particulièrement désigner pour une intervention qui, sans être du domaine de la grande chirurgie, exige cependant une grande adresse manuelle.

Les résultats connus anciennement nous autorisaient à provoquer cette intervention dans un cas que nous considérions comme désespéré. D'autre part Alexander ayant à peu près complétement abandonné sa méthode, nous nous sommes trouvés fort heureux de pouvoir avoir recours à un chirurgien français.

M. Chalot a modifié l'opération d'Alexander en ce sens qu'il a toujours fait systématiquement la ligature des deux artères vertébrales dans la même séance. Une seule fois, il a opéré les deux artères à un intervalle de trois jours. Il considère en effet que la ligature d'une seule artère ne peut avoir qu'un effet passager, l'autre vertébrale rétablissant par trop facilement la circulation.

Cette idée à même conduit l'auteur en question à une deuxième phase opératoire, à savoir la ligature complémentaire, et incomplète des deux carotides primitives. Ceci est fort intéressant, mais n'est pas cependant tout à fait nouveau; cela rappelle les compressions carotidiennes dont Alexander s'était servi pour diminuer ou arrêter les attaques et dont nous avons déjà parlé.

En diminuant de la moitié de son volume le calibre des artères carotides, non seulement on diminue l'afflux du sang vers les circonvolutions cérébrales et sa pression dans les artères du cerveau, mais on empêche le rétablissement de la circulation cérébrale postérieure de se faire aussi vite, la pression étant alors insuffisante pour amener une distension un peu considérable des communiquantes moyennes ordinairement peu volumineuses. Il ne passe alors que la quantité de sang strictement nécessaire pour assurer la nutrition au minimum des éléments cellulaires du bulbe, et on comprend que ces éléments ainsi anémiés deviennent forcément moins excitables.

Monsieur Chalot incise entre les deux faisceaux du muscle sterno-cléido-mastoïdien.

Les points que l'on doit chercher et qui doivent servir de guide pour arriver à lier les artères vertébrales sont, les plus importants au moins :

1° La saillie que forme sous le doigt le muscle scalène antérieur.

2° La saillie qui porte le nom de tubercule carotidien de Chassaignac.

3° Une gouttière, en forme d'angle et que l'on trouve facilement avec le doigt, qui est limitée par les muscles scalène antérieur et long du cou, juste avant le moment où ces deux muscles vont s'insérer au tubercule carotidien de Chassaignac. Au fond de cette gouttière se trouve l'artère vertébrale.

5° L'artère est accompagnée d'une veine satellite. Celle-ci est ordinairement seule, mais on peut en trouver deux. Elle est située, lorsqu'elle est unique, à la face interne de l'artère.

5° L'artère thyroïdienne inférieure et la veine qui l'accompagne croisent en formant une anse: les deux bords de la gouttière dont nous venons de parler. Il existe donc un véritable triangle au fond duquel on peut et on doit chercher l'artère vertébrale. Sans cela, on risquerait, en négligeant le point de repère inférieur dont nous venons de parler, de descendre trop bas. Or, il ne faut pas perdre de vue que plus bas précisément on risquerait de léser la plèvre et que cet accident pourrait avoir des conséquences redoutables. Nous ne parlons pas naturellement, et c'est là une faute pour ainsi dire impossible, de la lésion des gros vaisseaux sous claviers et des vaisseaux veineux de la base du cou.

On doit pour arriver à lier l'artère vertébrale une fois mise à nu, la dégager soigneusement de sa veine satellite. Monsieur Chalot prend en outre la précaution de dégager le vaisseau des filets nerveux sympathiques qui l'entourent : il ne cherche donc pas, comme les auteurs dont nous avons parlé précédemment, à déterminer une modification dans le fonctionnement de ce système nerveux spécial. Il faut en outre avoir à sa disposition une aiguille courbe à très petit rayon de façon à pouvoir la plonger dans la région, qui, somme toute, est très étroite. La ligature se fait avec du catgut. En prenant des précautions antiseptiques rigoureuses, les suites opératoires sont très simples et la réunion par première intention doit être la règle.

Monsieur le Professeur Chalot a communiqué les résultats de cette méthode au congrès pour l'avancement des sciences de Pau. A ce moment il avait opéré six malades, dont celui que nous lui avons amené. Les quatre premiers âgés de trente-huit, neuf, huit et treize ans n'ont subi que la ligature des vertébrales, c'est-à-dire l'opération telle que la pratiquait Alexander. Sur les deux derniers, il a en même temps pratiqué la ligature incomplète des deux carotides. Ces deux malades avaient l'un vingt-six et l'autre vingt-quatre ans. D'après sa communication, les suites de l'opération auraient été très bonnes chez tous les malades, sauf dans le deuxième de ces cas. Cet individu mourut en effet le quatrième jour après l'opération avec des phénomènes de délire et d'agitation considérables et avec une élévation de température

qui atteignait quarante et un degrés. Chez ce
malade, pendant que l'on passait le fil sous
l'artère vertébrale, il s'était produit une hé-
morrhagie veineuse considérable. On fut obligé
de pincer le vaisseau qui donnait et la ligature
fut faite rapidement un peu au hasard. Les
artères thyroïdiennes et vertébrales, leurs vei-
nes satellites furent liées. A l'autopsie on trouva
que ces ligatures avaient serré le nerf grand
sympathique. Cette compression nerveuse est
considérée comme une complication par Monsieur Chalot.

Dans cette communication l'auteur nous dit
qu'il lui est impossible de donner des renseignements sur la valeur thérapeutique de l'opération. Comme on le verra nous ne sommes pas
de son avis et nous croyons qu'elle est utile.
Mais il n'avait pas suffisamment de renseignements sur l'état antérieur de ses malades, et
l'épreuve du temps, qui lui manquait tout à fait
à cette époque, est faite aujourd'hui un peu plus,
du moins en ce qui concerne le cas particulier
que nous connaissons.

Tout ce qu'il pouvait dire à ce moment, c'est
qu'aucun malade n'avait vu son état aggravé par
l'intervention, et que chez un certain nombre
d'entre eux la quantité, l'intensité des attaques

avaient diminué. En outre, l'intelligence obtuse ou affaiblie, chez la plupart d'entre eux, semblait s'améliorer. On verra que nous croyons avoir le droit d'être un peu plus optimiste que lui.

CHAPITRE III

Nous aurions pu mettre sans difficulté sous les yeux de nos lecteurs toute la série des observations publiées par les différents auteurs que nous avons cités. Mais nous avons pensé que ce travail de compilation était au moins inutile. Le malade que nous avons observé nous était connu depuis longtemps. Nous avons été à même de nous rendre compte mieux que tout autre, et de son état antérieur, et des modifications que cet état avait subi à la suite de l'opération. Nous croyons donc que ce seul cas permettra de juger ce que l'on peut attendre de la ligature des vertébrales dans l'épilepsie et que l'on voudra bien nous excuser de ne pas l'avoir accompagné, comme d'autant de hors d'œuvres, d'une série de faits qui n'auraient pas eu pour nous autre chose qu'un pur intérêt statistique.

Des raisons de haute convenance nous obligent à taire le nom de notre malade qui appartient à une des grandes familles anglaises.

A. X..... âgé de huit ans.

Antécédents du malade.

Père. — Le père est un homme vigoureux, comme on en rencontre souvent chez les gens de notre nationalité qui ont eu les loisirs nécessaires pour assurer leur développement physique. Pendant la première moitié de sa vie, il est resté absolument bien portant. Depuis, il a été pris de *bronchite chronique* avec accès d'asthme.

Il est sobre, cependant il a été atteint de la *goutte*. Jamais il n'a eu d'accidents syphilitiques, jamais d'affections nerveuses. Tout au plus peut-on noter une certaine excitabilité nerveuse.

Mère. — Morte en couches de septicémie puerpérale quatre jours après la naissance de notre malade. C'était une personne frêle, délicate ; jamais elle n'a présenté d'accidents nerveux.

Les seuls accidents qu'elle eut jamais présentés, se sont manifestés du côté de l'appareil pulmonaire qui nécessitait chez elle beaucoup de précautions.

Trois oncles. — Tous les trois robustes.

Deux tantes. — Parfaitement saines, l'une d'elle a eu un enfant *épileptique.*

Notre malade a eu *deux frères,* l'un des deux a été pendant toute son enfance *hydrocéphale* et *rachitique.* Le second n'a pas présenté autre chose que des manifestations *rachitiques.*

Deux sœurs. — L'une, depuis sa naissance a toujours été bien portante; elle est actuellement âgée de 30 ans.

L'autre, qui a maintenant 24 ans, a été rachitique dans son enfance.

Depuis l'âge de 10 ans, elle souffre de *maux de tête violents, paroxystiques* exagérés par un effort intellectuel. Elle présente un certain degré d'affaiblissement psychique.

Ces accès douloureux sont accompagnés de sensations pénibles du côté de l'œil. Mes collègues MM. les Docteurs Broadbent et Critchett ont examiné avec moi la rétine de cette jeune fille. Nous l'avons trouvée jaunâtre, notamment au niveau de la pupille et les vaisseaux nous ont paru être plus petits qu'ordinairement. Les accès s'accompagnent de sensations lumineuses particulières.

D'ailleurs cette jeune fille n'est pas hystérique et n'a jamais présenté aucun phénomène convulsif.

Histoire du malade. — Depuis sa naissance jusqu'à l'âge de deux ans, notre malade ne présente aucun accident digne de fixer l'attention.

A deux ans, l'évolution dentaire se faisant mal, il eut des convulsions extrêmement violentes. A ce moment encore les fontanelles n'étaient pas soudées.

Après deux accès convulsifs l'enfant se remit, mais commença alors à présenter des phénomènes très nets de rachitisme, comme l'avaient fait ses frères et sœurs.

Entre la deuxième et la cinquième année, il eut quelques convulsions. C'étaient des convulsions tout à fait analogues à celles que l'on observe chez les enfants; tout au plus étaient-elles chez lui le signe d'une irritabilité exagérée. Elles n'avaient, comme chez d'autres, que la valeur de frisson; chaque fois en effet, elles accompagnaient une affection fébrile plus ou moins marquée, soit d'origine dentaire ou gingivale, soit de tout autre nature banale.

Depuis l'âge de cinq ans jusqu'à six ans et demi, ces convulsions ne se reproduisirent pas.

A six ans et demi il eut l'influenza, celle-ci fut très-grave et s'accompagna de phénomènes fébriles très accusés.

Les poussées fébriles s'accompagnèrent alors de phénomènes convulsifs qui ressemblaient à de l'épilepsie.

Le malade accusait une sensation douloureuse à l'épigastre, avait des convulsions toniques et cloniques, urinait involontairement, se mordait la langue, puis s'endormait. Ces phénomènes n'avaient jamais jusqu'alors accompagné les attaques convulsives dont nous avons parlé.

Après ces attaques le malade restait hébété, apathique ; dès ce moment aussi on nota un peu de parésie du côté gauche ; le malade boitait légèrement pendant deux ou trois jours.

Lorsque l'influenza fut guérie, les accidents épileptiques persistèrent ; ils devinrent même de plus en plus nets, de plus en plus intenses, de plus en plus fréquents. Les phénomènes de claudication intermittente se répétaient à chaque attaque.

Sous l'influence de ces accès, le caractère du malade changea rapidement. Il devint peu à peu sujet à des accès de colère extrêmement violents avec impulsions. Il mordait, frappait les gens de son entourage. Plusieurs fois il fut nécessaire de le lier pour l'empêcher de se livrer à des voies de fait qui auraient pu êtr graves.

Entre les attaques et pendant les périodes de repos, la mémoire, l'aptitude au travail ne semblaient pas au début sensiblement modifiées.

Quelquefois il était pris brusquement d'une envie de pleurer. Les larmes survenaient alors sans cause apparente et cessaient de même.

Au début les attaques se suivaient de très près et se succédaient jusqu'au nombre de quatorze dans les vingt-quatre heures. Il y avait ainsi un véritable état de mal, suivi de rémissions qui duraient d'abord un ou deux mois.

Mais dans les derniers temps le caractère s'altéra de plus en plus; les attaques se succédaient de plus en plus près et il était impossible de laisser un seul instant l'enfant sans surveillance.

A un autre point de vue, et tout à fait dans les dernières semaines qui précédèrent l'opération, j'eus l'occasion de le montrer à un de nos maîtres en psychiâtrie le Docteur Hacke-Tuke.

Celui-ci constata et fit remarquer à la famille que l'irresponsabilité de l'enfant devenait de plus en plus absolue. Les impulsions irrésistibles lors des accès de colère le rendaient dangereux et contribuaient ainsi à assombrir encore sa situation.

Il va sans dire qu'à ce moment déjà tous les

médicaments en usage dans l'épilepsie avaient été employés ; les bromures notamment ne faisaient plus ou ne semblaient plus faire aucun effet.

A ce moment, je décidai la famille à tenter l'opération chirurgicale, et j'amenai l'enfant à M. le Docteur Chalot qui consentit à s'en charger.

Au moment de l'opération, les conditions psychiques et physiques dans lesquelles se trouvait l'enfant étaient absolument désespérées ; physiquement, il présentait les traces du rachitisme qui l'avait atteint, il avait un léger degré d'asymétrie faciale et, consécutivement à ses attaques, un peu de *parésie du côté gauche*. Psychiquement, il s'acheminait vers la démence épileptique.

L'opération fut pratiquée le 2 août 1892.

On constata que *l'artère vertébrale droite* présentait un calibre environ trois fois supérieur à son volume normal chez un enfant de cet âge ; en revanche la vertébrale gauche n'était en rien moins volumineuse que normalement.

Lorsque la première artère fut liée, quoique le malade fut sous l'influence du chloroforme, nous constatâmes une lividité soudaine et

excessive de la face, les yeux s'entrouvrirent :
ils étaient fixés et les pupilles dilatées. La bouche fut aussi agitée de quelques mouvements.
L'anesthésie et le sommeil chloroformique étant
profonds, il n'y eut pas de phénomènes convulsifs autres et nous ne croyons pas que ces
phénomènes puissent se rattacher à de la
douleur.

Ces symptômes se renouvelèrent très nette-
ment, mais avec une intensité moindre, lorsque la deuxième artère fut liée.

Après l'opération, l'agitation du malade fut
très-vive pendant deux heures, puis il s'en-
dormit.

Il ne survint ni hémorrhagies, ni compli-
cations et la température se maintint entre
37° et 37°5.

Le 10° jour on enleva le pansement.

La réunion s'était effectuée par première intention.

Dès le premier moment l'enfant n'eut plus
d'attaques. Toutefois, 12 jours après l'opération
il était encore extrêmement pâle et souffrait
d'une sensation particulière et pénible dans la
paume de la main gauche. D'ailleurs la claudication avait disparu; l'enfant se promenait et
se montrait extrêmement docile.

Le 17e jour après l'opération, la guérison était suffisante pour que M. Chalot nous autorisât à retourner en Angleterre. Nous nous embarquâmes le 20 août. Il faisait à ce moment une chaleur torride; à Toulouse le thermomètre marqua jusqu'à 38° et 39° à l'ombre.

En arrivant à Paris, notre patient devint fort souffrant; nous nous empressâmes de le mettre au lit. Il perdit alors connaissance, se prit à délirer et fut atteint d'incontinence d'urine et des matières fécales.

Monsieur le Professeur Debove voulut bien se joindre à nous pour examiner notre malade qui ne laissait pas que de nous inspirer de vives inquiétudes. Il conclut à une attaque d'épilepsie fruste. D'ailleurs le retour à la santé se fit rapidement et complètement en moins de 24 heures.

Une température trop élevée avait d'ailleurs toujours produit le même effet sur le malade; c'était avant l'opération une des causes déterminantes des attaques les plus active.

Cette attaque ne fut pas suivie de claudication comme les précédentes.

La mémoire ne fut pas non plus atteinte.

Depuis ce moment (22 août-2 décembre) l'enfant n'a plus eu aucune attaque. Il s'est rapidement fortifié, et l'état mental a suivi la même marche que l'état physique.

Ainsi il ne présente plus les accès de colère avec impulsions qui rendaient son maniement si difficile. De même les accès de pleurs hystériformes auxquels il était sujet n'ont plus reparu.

Avant l'opération ils se répétaient plusieurs fois par jours.

Intellectuellement parlant, l'amélioration est aussi sensible. L'aptitude au travail, la mémoire ont recouvré leur intégrité.

La douleur dans la main gauche qui s'était produite après l'opération a disparu après trois ou quatre semaines.

Enfin actuellement on peut le laisser aller et venir, monter à cheval, etc. vivre en un mot de la vie courante d'un enfant de son âge.

Il va sans dire que cette amélioration si considérable n'a pas été sans surprendre profondément son entourage.

Tel est le cas que nous avons eu à soigner et dont nous avons pu suivre en détail toute l'évolution.

Il est peut-être hardi de prononcer le mot de guérison après un laps de temps aussi court.

Mais quand on songe à l'état dans lequel se trouvait autrefois le malade et à la modification immédiate et profonde que nous avons constatée, on ne peut s'empêcher d'admettre qu'il y a eu là une intervention thérapeutique éminemment active. Le cas d'ailleurs se prêtait bien à une expérience. Le malade, du fait de son hérédité, appartenait, plus que beaucoup d'autres, à cette grande famille des neuro-arthritiques, pour nous servir du mot favori d' M. Charcot, et dont l'épilepsie représente un groupe très-important.

La goutte du père, l'anémie de la mère sont déjà des facteurs importants. Un cousin est épileptique, la tare héréditaire est donc certaine. Bien plus les phénomènes pathologiques dont nous avons parlé chez les frères et sœurs, ce rachitisme si général et si accentué, constituent un facteur des plus importants.

Une sœur a des phénomènes qui rappellent de bien près la migraine ophtalmique, cette sœur jumelle de l'épilepsie et des scléroses cérébrales. Bref nous croyons qu'il est difficile de réunir plus de conditions favorables à l'éclosion de la névrose.

Aussi dès le premier moment, notons-nous une excitabilité nerveuse exagérée. Le bulbe réagit déjà avec violence lors de la moindre excitation périphérique. Ce ne sont encore que des convulsions banales, mais elles surviennent à propos d'irritations légères.

Une infection grave, l'influenza a lieu. On sait tous les désordres nerveux qu'elle a semés derrière elle. Chez notre malade, l'épilepsie sous cette influence se dessine, l'aura apparaît, sensitive, épigastrique. L'attaque s'installe avec tous ses signes classiques sur lesquels nous n'avons pas à discuter. Deux faits seulement nous arrêteront un peu plus longtemps : L'aura et la parésie hémiplégique gauche, consécutive à l'attaque.

Il y avait en effet là, comme nous le disions au début, une sensation anomale qui traduisait pour des esprits non prévenus une altération des couches sensitives du cerveau. C'était de ces couches congestionnées, irritées que partait l'attaque. L'irritabilité extrême, fonction évidente de la dépression du terrain, et antérieurement constatée plus souvent qu'il ne l'aurait fallu, permettait à toutes les fibres du carrefour sensitif et moteur de participer à l'excitation anomale.

Puis, après l'attaque, si le centre sensitif n'avait fait que subir une *décharge*, les cordons moteurs restaient épuisés de leur participation à cet orage et cet épuisement était surtout manifeste à gauche.

Nous avons trouvé à l'opération la cause ou au moins un phénomène permettant d'expliquer cet épuisement surtout marqué à gauche. C'est le volume exagéré de l'artère droite. Il y avait donc une congestion très facile de ce côté. Le point de départ, en outre, devait siéger assez haut, tout près de la réunion des vertébrales dans le tronc basilaire, au-dessus en tout cas de l'entrecroisement des fibres motrices dans le bulbe. Peut-être même l'anomalie se poursuivait-elle au-delà du tronc basilaire et la cause de la névrose résidait-elle dans une exagération de l'afflux sanguin vers les cellules où aboutit le faisceau de Meynert à droite, toute la partie postérieure de la couronne rayonnante. C'étaient alors les fibres les plus postérieures de la capsule interne, dans sa zone motrice, qui subissaient l'excitation et l'épuisement secondaire les plus intenses. D'où la persistance des phénomènes parétiques surtout marqués au niveau du membre inférieur.

Telle est l'hypothèse, assez vraisemblable croyons-nous, que nous ont suggérée les différents faits auxquels nous avons assisté.

Il nous nous reste maintenant à chercher si, ce que nous savons de l'anatomie pathologique de l'épilepsie, nous permet de poser un pronostic, d'autre part, à nous demander quelles peuvent être, anatomiquement parlant, les séquelles de l'opération.

CHAPITRE IV

Quelle peut être la lésion dont notre malade est porteur et y a-t-il dans ce que nous savons sur l'anatomie pathologique de l'épilepsie quelque point qui puisse nous servir à interpréter les phénomènes que nous avons observés ? Quel est d'autre part l'avenir qui lui est réservé ? Telles sont les deux questions que nous voudrions encore discuter.

Lorsque la mort succède à un *état de mal* prolongé, on constate que l'ensemble des viscères est fortement congestionné. Mais ce n'est là qu'un phénomène secondaire. Les convulsions et les spasmes des muscles respiratoires ont apporté un obstacle considérable au retour du sang vers le cœur. En outre, il existe une paralysie vaso-motrice par épuisement nerveux qui intervient elle aussi dans l'explication de ces congestions. Nous serions donc mal venu à baser sur elle une théorie en rapport avec la cause de congestion, par afflux exagéré du sang dans une artère anomalement développée, que nous avons trouvée chez notre malade.

Deux lésions seules restent en présence qui peuvent être admises par nous comme existant chez notre malade.

D'une part, l'asymétrie cérébrale, d'autre part, la sclérose névroglique de M. Chaslin.

D'après M. Bra, il n'existe aucune forme d'aliénation mentale dans laquelle on rencontre aussi souvent et d'une façon aussi marquée une asymétrie entre les hémisphères cérébraux. MM. Follet et Baume, Bourneville, Gratiolet (1863) ont, eux aussi, souvent signalé l'inégalité dans le poids des deux moitiés du cerveau et l'absence de symétrie entre ces deux moitiés.

Delasiauve, ayant constaté que cette asymétrie se rencontrait quelquefois en dehors de l'épilepsie et en se basant notamment sur le cas de Bichat, refuse de donner à cette asymétrie une importance aussi considérable que le font les auteurs que nous venons de citer. Cependant, de même que l'on observe souvent l'hypertrophie totale du cerveau chez les épileptiques, il n'est pas irrationnel d'admettre que l'asymé-

trie puisse jouer un certain rôle, et telle moitié
de l'encéphale prendre un volume plus considérable que l'autre. Ceci expliquerait, par une
rupture de l'équilibre fonctionnel, l'apparition et
l'aggravation de l'épilepsie au fur à mesure que
cette asymétrie s'accentue. Il est bien difficile
en ces matières de préjuger quelque chose,
mais le volume si exagéré d'une des artères
vertébrales chez notre malade n'est pas sans
nous faire penser à la possibilité d'une asymétrie encéphalique correspondante. Que l'hémis-
phère ait pris un développement exagéré parce
que l'artère était plus volumineuse et que le
sang arrivait en plus grande quantité, ou que,
au contraire, l'hypertrophie artérielle que nous
avons constatée ait été secondaire à l'existence
d'une hypertrophie cérébrale unilatérale, c'est
là une question qu'il nous est impossible de
résoudre. Mais, ce qui est certain, c'est que,
quel que soit le point de départ, l'intervention
chirurgicale a dû enrayer l'évolution de la
lésion.

D'autre part, on sait que M. Chaslin a décrit,
soit au niveau de la corne d'Ammon, soit
au niveau de la région occipitale du cerveau, dans le bulbe, dans la protubérance, une
lésion spéciale due au développement anomal

des cellules cctodermiques, épithéliales, qui constituent la névroglie.

Il y aurait d'après cet auteur une véritable sclérose névroglique dans les couches superficielles du cerveau des épileptiques. Nous croyons ce mot de *sclérose névroglique* d'autant plus mauvais que l'augmentation des éléments dont il s'agit est beaucoup plus une lésion par néoformation, une véritable tumeur diffuse dans la substance cérébrale qu'une sclérose. Ce dernier terme ne signifie pas autre chose que l'infiltration d'un tissu insuffisamment alimenté ou irrité d'une façon spéciale, par des globules blancs qui formeront plus tard du tissu conjonctif rétractile, meso-dermique. L'un des deux processus suppose, croyons-nous, un apport de substances nutritives en quantité exagérée ou au moins anomale, l'autre, au contraire, est un phénomène de ralentissement de la nutrition dans le tissu où il se produit.

On peut donc penser que si chez notre malade, la lésion décrite par M. Chaslin évoluait facilement grâce à l'apport exagéré de sucs nutritifs que fournissait la vertébrale dont nous avons déjà tant parlé, cette lésion a cessé de progresser quand la ligature a été faite. Le tissu cérébral a d'abord été moins irritable;

et il a fallu une des causes qui avaient le plus
d'action autrefois, une température extrême
pendant plusieurs heures, associée à une assez
grande fatigue, pour provoquer une ébauche
d'attaque. Depuis, ceci n'a même plus été possible.

Hypertrophie unilatérale, prolifération névroglique, toutes deux peuvent donc avoir été
enrayées par l'intervention qui a eu lieu, et les
choses être maintenant sur la voie du retour
ad integrum, tandis qu'autrefois le malade
semblait condamné à entrer à bref délai en
pleine démence épileptique.

Quelles sont les modifications qu'entraîne
l'opération de la ligature des vertébrales ? Immédiatement, il y a anémie brusque du cerveau. Nous en avons eu la preuve dans l'é-
bauche de convulsions à laquelle nous avons
assisté, malgré la narcose où le malade était
plongé! Le rétrécissement pupillaire, avec fixité
du regard, indique aussi que le grand sympathique avait été, indirectement au moins, intéressé! Ce phénomène se produit en effet dans
une autre opération pratiquée par Alexander,
et qui consiste dans l'ablation du ganglion
cervical des deux côtés. Cet auteur aurait ainsi
ou six guérisons sur vingt-quatre cas et cela

par un mécanisme certainement analogue à celui qui nous intéresse, l'anémie brusque de la substance cérébrale. Nous avons déjà dit que Hallager avait fait la ligature des vertébrales à l'asile de Viborg en 1883. Lui aussi observa après la ligature immédiatement des crampes toniques.

Le malade qu'il avait opéré succomba brusquement au printemps de 1885.

L'autopsie fut faite avec grand soin et l'on constata que les artères vertébrales s'étaient oblitérées en partie sur une assez grande hauteur. Elles étaient devenues très petites, comme rétrécies, et il est certain que la quantité du sang auquel les bouts périphériques livraient passage devaient être notablement moins considérables qu'autrefois; elle suffisait juste à entretenir la nutrition de la région que leurs branches sont chargées d'irriguer.

Les communicantes étaient développées, mais pas au point où on aurait pu le penser. Rétablissement au minimum de la circulation, quantité de sang juste suffisante pour entretenir la nutrition des éléments cellulaires; tels sont les résultats qui ont dû se produire chez notre patient.

Il reste à nous demander quel est le pronostic

que nous devons porter chez lui. Assurément,
malgré les modifications surprenantes que nous
avons constatées, nous devons rester sur la
réserve. Notre malade est un bel exemple de la
façon dont le rachitisme influe sur le développement de la névrose et, d'après William
Jenner, Gervais, cette circonstance ne laisse
pas que d'assombrir l'avenir. En revanche,
nous ne croyons pas que l'influence de l'hérédité doive jouer un rôle bien néfaste dans l'avenir de notre jeune patient. D'après Gervais, en
effet, sur 100 cas de guérison on constate presque la moitié de malades héréditaires vrais,
soit 45 0/0. Là où il s'agit d'un terrain spécial,
plutôt que de la névrose elle-même, en fait de
transmission héréditaire, nous pensons que
cette considération peut être reportée au
deuxième plan.

D'autre part, la marche de la maladie a plutôt été aiguë et dans tous les cas son éclosion
était de date récente. Ce sont là des circonstances qu'Alexander considérait comme très-
favorables et il semble qu'en l'état actuel des
choses, l'événement tende à lui donner raison.
Enfin, toutes choses égales d'ailleurs, il est bien
certain que le malade de la ville guérit plus
facilement que celui des hôpitaux. Si donc nous

nous sommes trouvés par là en présence d'un cas qui nous a facilité la défense de l'idée que nous avons eue d'intervenir chirurgicalement, nous ne pouvons que nous féliciter dans l'intérêt même du malade du bénéfice que lui assurent les circonstances extérieures.

CONCLUSIONS

Les résultats obtenus jusqu'ici et relatés par les auteurs, ainsi que ceux que nous avons nous-même constatés, justifient l'opération de la ligature des vertébrales dans les cas d'épilepsie essentielle.

Les cas les meilleurs pour assurer la réussite de l'opération sont ceux dans lesquels les fonctions psychiques n'ont pas encore été profondément affectées.

Les cas, les plus favorables, d'après les auteurs et d'après ce que nous avons vu, sont ceux dans lesquels l'aura est nette, l'attaque franche,

Le *haut mal* semble, plus que le *petit mal*, justiciable de la ligature des vertébrales.

Plus le malade est jeune, plus l'épilepsie est de date récente, plus les chances de succès sont considérables. Il ne faut, bien entendu, pas qu'il y ait trace d'imbécillité ou de porencéphalie.

Si le malade peut être opéré, l'intervention chirurgicale est légitime, même dans les cas absolument désespérés, pourvu que la famille du malade en manifeste formellement le désir. Les risques, en effet, sont minimes et l'avantage possible est suffisamment considérable pour que l'on n'hésite que peu à soumettre un malade gravement compromis à cette intervention.

Plus le malade réagit facilement à la médication bromurée, plus il est permis d'espérer le succès. En tous cas, la compression des vaisseaux cervicaux, en faisant dans quelques cas diminuer le nombre et l'intensité des accès, permettra de préciser ou de présumer quelle sera l'action de la ligature.

Il est permis d'espérer que, s'il n'y a pas là une méthode de guérison infaillible et radicale, on pourra, dans un certain nombre de cas guérir, dans les autres améliorer singulièrement l'état des malades. En tous cas nous sommes en possession là d'un agent thérapeutique actif et peu dangereux.

Vu :

Le Président de thèse,

DEBOVE,

Vu :

Le Doyen,

BROUARDEL.

Vu et permis d'imprimer :

Le Vice-Recteur de l'Académie de Paris,

GRÉARD.

BIBLIOGRAPHIE

BRISTOWE. — The theory and practice of medi-
cine.

HEATH. — Dictionnary of Practical surgery.

FÉRÉ. — Les épilepsies et les épileptiques (Paris
1890).

BOURNEVILLE. — Recherches sur l'Epilepsie,
l'Hystérie et l'Idiotie (1880-1892).

ALEXANDER. — The treatment of epilepsy (1889).

DECHAMBRE DICTIONNAIRE. — Article Épilepsie
(1867).

Différents recueils cités au cours de notre
travail — ainsi que le compte-rendu de l'As-
sociation Française pour l'avancement des
sciences, Congrès de Pau (1892).

Imprimerie ACHARD, 10, rue de Flandres, Dreux.

228

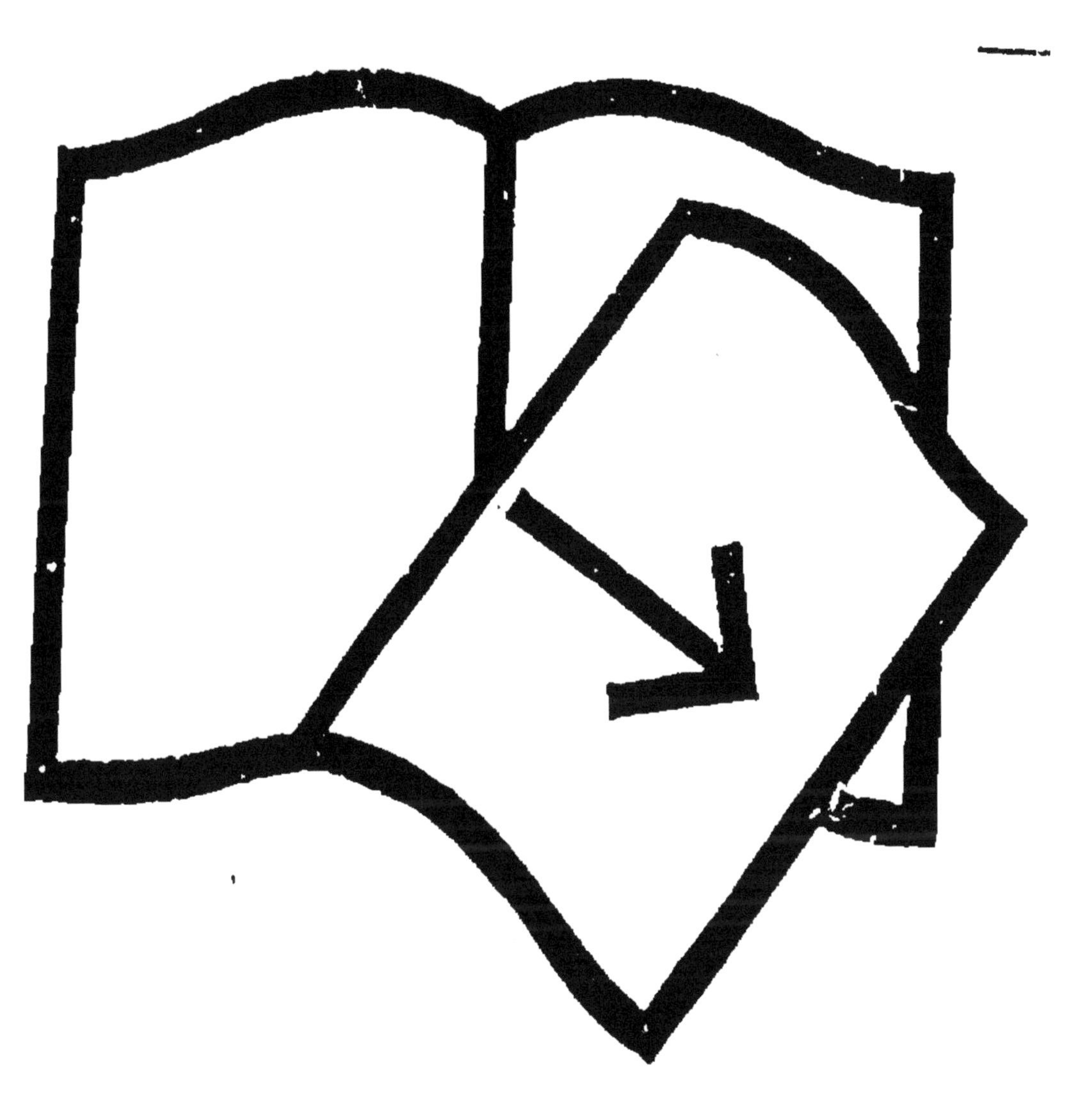

Documents manquants (pages, cahiers...)
NF Z 43-120-13

www.ingramcontent.com/pod-product-compliance
Ingram Content Group UK Ltd.
Pitfield, Milton Keynes, MK11 3LW, UK
UKHW022310120726
13694UKWH00004B/1349